RELATION HISTORIQUE

DU

CHOLÉRA-MORBUS

ÉPIDÉMIQUE

QUI A RAVAGÉ LA VILLE DE SAINT-JULIEN-DU-SAULT (YONNE)
EN MAI ET JUIN 1832;

PRÉCÉDÉE

DE LA TOPOGRAPHIE MÉDICALE DU PAYS.

Par Jules HATIN, DE SAINT-JULIEN-DU-SAULT,

Docteur en médecine de la Faculté de Paris; professeur agrégé à la même Faculté;
professeur particulier d'accouchemens, de maladies des femmes et des enfans, et
de médecine légale; membre de l'Académie royale des Sciences, Inscriptions et
Belles-Lettres de Toulouse; de la Société de médecine, chirurgie et pharmacie de
la même ville; des Académies de Pise et de Forli; de la Société médico-chirurgicale de Bologne; du Cercle chirurgical de Montpellier; de la Société de médecine
pratique de la même ville; de la Société médicale de Tours; de la Société de médecine de Rouen; de la Société physico-médicale de Moscou; du Cercle médical; de
la Société anatomique; ex-chirurgien interne de première classe des hôpitaux de
de Paris; médecin du bureau de bienfaisance du XIe arrondissement, etc., etc.

Membre du conseil de salubrité pour la salubrification.

Non ignara mali, miseris succurrere disco.
Virg. Æneid.

PARIS,

CHEZ JUST.-ROUVIER, LIBRAIRE,

RUE DE L'ÉCOLE-DE-MÉDECINE, N° 8,

AU COIN DE LA RUE HAUTEFEUILLE.

1832.

Td 57/401

RELATION HISTORIQUE

SUR LE

CHOLÉRA-MORBUS

ÉPIDÉMIQUE.

RELATION HISTORIQUE

SUR LE
CHOLÉRA-MORBUS
ÉPIDÉMIQUE

QUI A RAVAGÉ LA VILLE DE SAINT-JULIEN-DU-SAULT (YONNE)
EN MAI ET JUIN 1832 ;

PRÉCÉDÉE

DE LA TOPOGRAPHIE MÉDICALE DU PAYS.

Par Jules **HATIN**, de saint-julien-du-sault,

Docteur en médecine de la Faculté de Paris; professeur agrégé à la même Faculté, professeur particulier d'accouchemens, de maladies des femmes et des enfans, et de médecine légale ; membre de l'Académie royale des Sciences, Inscriptions et Belles-Lettres de Toulouse ; de la Société de médecine, chirurgie et pharmacie de la même ville ; des Académies de Pise et de Forli ; de la Société médico-chirurgicale de Bologne ; du Cercle chirurgical de Montpellier ; de la Société de médecine pratique de la même ville ; de la Société médicale de Tours ; de la Société de médecine de Rouen ; de la Société physico-médicale de Moscou ; du Cercle médical ; de la Société anatomique ; ex-chirurgien interne de première classe des hôpitaux de Paris ; etc., etc.

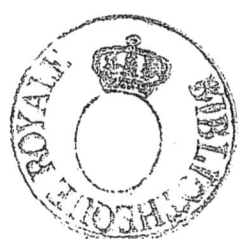

Non ignara mali, miseris succurrere disco.
Virg. Æneid.

PARIS,
IMPRIMERIE DE MADAME Vᵉ THUAU,
RUE DU CLOÎTRE SAINT-BENOÎT, N° 4.

Juillet 1832.

Monsieur EDMOND BLANC,

MAÎTRE DES REQUÊTES AU CONSEIL D'ÉTAT,
SECRÉTAIRE GÉNÉRAL DU MINISTÈRE DU COMMERCE ET DES TRAVAUX PUBLICS,
DÉPUTÉ DE LA HAUTE-VIENNE.

En dédiant à M. Edmond Blanc la narration des ravages que le choléra-morbus vient d'exercer dans la commune de Saint-Julien-du-Sault, je ne fais que remplir un devoir sacré, celui de la reconnaissance. Je me rends en même temps l'interprète des sentimens de mes malheureux compatriotes, qu'il a secourus avec tant d'empressement. Puisse sa modestie ne pas rejeter l'expression de leur gratitude et de la mienne!

J. HATIN,
de Saint-Julien-du-Sault.

INTRODUCTION.

Il y avait environ huit jours que le Choléra-Morbus s'était montré dans la petite ville de Saint-Julien-du-Sault, mon pays natal, lorsque je quittai Paris pour m'y rendre.

J'avais étudié la maladie au sein même de la capitale, dans les hôpitaux, dans les ambulances et en ville ; j'en avais été moi-même affecté, et je désirais vivement faire profiter mes parens et mes compatriotes du peu d'expérience que j'avais acquise.

Jusqu'au moment de mon arrivée, la maladie n'avait encore frappé que quelques individus faibles ou mal portans, et chacun se flattait de l'espoir d'échapper au fléau.

Cependant, l'expérience m'ayant appris que le mal ne devait pas borner là ses ravages, je crus devoir prendre mes précautions en conséquence.

Mon premier soin fut d'établir au centre du pays un service médical tout semblable à celui des ambulances de Paris. Je savais combien il importe de secourir les malades à temps, et la chose eût été impossible s'il eût fallu, comme d'habitude, aller chercher les médicamens à deux lieues de l'endroit. J'obtins donc des notables du pays qu'un pharmacien serait appelé d'une ville voisine, et qu'on se procurerait tous les médicamens jugés nécessaires.

Je voulais aussi qu'une douzaine d'infirmiers, que j'aurais dressés au service, fussent à la disposition des cholériques; mais ni l'argent, ni les promesses ne purent vaincre la répugnance et les préjugés de ceux même qui passaient pour être les plus nécessiteux, tant étaient portés loin la crainte du mal et le désir de sa propre conservation.

Quoi qu'il en soit, un poste médical fut établi à la mairie, et deux médecins devaient veiller constamment et tour à tour pour être prêts à se transporter chez les malades au premier avis.

La pharmacie devait être ouverte jour et nuit, afin que les remèdes pussent être administrés sans le moindre retard.

Malheureusement mes prévisions et mes craintes ne tardèrent pas à se réaliser. La maladie prit tout-à-coup une grande intensité, et sévit avec une sorte de fureur sur la population.

Ce fut alors que la terreur et le désespoir s'emparèrent de toutes les classes, et que les individus les plus jeunes et les plus robustes furent enlevés dans l'espace de quelques heures.

Des familles entières furent frappées et comme foudroyées. C'était pitié que de voir, dans un même local et sur des grabats, plusieurs individus, tous atteints du même mal qu'ils savaient être incurable, succomber ensemble ou à peu d'heures les uns des autres! Les gémissemens, les cris, le désespoir de ces malheureux auraient ému le cœur le plus endurci.

Les riches se hâtaient de quitter le pays pour se réfugier dans les villes voisines, où ils n'étaient pas toujours sûrs de trouver asile, car on les traitait souvent comme des pestiférés. D'autres, moins heureux, se retiraient dans les bois, emportant avec eux ce qu'ils avaient de plus précieux.

Le pays ne contenait plus alors que les habitans

les plus pauvres, les malades et les médecins ; toutes les boutiques et la plupart des maisons étaient fermées ; les rues offraient un aspect vraiment sinistre ; on ne rencontrait plus çà et là que les médecins allant visiter leurs malades et ceux qui conduisaient les morts à leur dernière demeure.

Cependant, après tant de misères et de calamités, toutes les ressources étaient sur le point d'être épuisées, et la position du pays allait devenir des plus critiques, lorsque j'eus l'heureuse idée d'en instruire M. Edmond Blanc, maître des requêtes au conseil d'état et secrétaire général du ministère du commerce et des travaux publics. Ma lettre ne fut pas long-temps sans réponse ; M. Edmond Blanc n'eut rien de plus empressé que d'obtenir du ministre et de mettre à notre disposition une somme de 1,000 francs.

La nouvelle de ce bienfait ne fut pas plutôt connue, que l'espoir commença à renaître dans tous les esprits ; on entendit les plus malheureux dire : « Au moins si nous mourons, ce ne sera pas faute de secours. » Le moral, comme on le voit, était déjà meilleur ; c'était un grand pas vers une prochaine amélioration. M. Edmond Blanc a donc donné, dans cette circonstance, une nouvelle preuve de ses sentimens bien connus de générosité et de philantropie. La reconnaissance d'une commune tout entière lui est justement acquise ; qu'il en jouisse comme de la plus douce récompense du soin consciencieux qu'il apporte dans l'exercice de ses honorables fonctions.

Au bout d'un mois de durée, la maladie commença à décroître sensiblement ; les cholériques étaient moins nombreux et ne succombaient plus, comme auparavant, en trois, cinq ou six heures ; on avait le temps de leur administrer des remèdes, et on en sauvait un plus grand nombre.

A cette même époque, la *cholérine* se manifesta chez la plupart des individus qui étaient restés dans la ville ; mais presque tous ceux qui voulurent bien se soumettre au traitement guérirent avec assez de rapidité.

Au bout de cinq semaines, on ne comptait plus, par chaque jour, que deux ou trois nouveaux lades; mais il en restait encore beaucoup d'anciens.

Au bout de six semaines, il n'était plus question de la maladie, et les habitans qui avaient fui commençaient à rentrer dans leurs foyers.

En six semaines de temps, la petite ville de Saint-Julien-du-Sault a perdu *le sixième de sa population!*

Peut-on attribuer cette mortalité, vraiment effrayante, à des causes particulières au pays? C'est ce que j'examinerai bientôt.

Avant tout, je crois devoir dire quelques mots sur la topographie médicale de la ville et de ses environs, afin qu'il soit plus facile d'apprécier les circonstances qui ont pu rendre la maladie aussi meurtrière.

TOPOGRAPHIE MÉDICALE

DE LA PETITE VILLE

DE SAINT-JULIEN-DU-SAULT.

Le meilleur guide que l'on puisse prendre pour tracer la topographie médicale d'un pays, est sans contredit le sublime *Traité des airs, des eaux et des lieux* d'*Hippocrate* (περὶ ἀέρων, ὑδάτων, καὶ τόπων).

Les anciens se sont beaucoup occupés, sans doute, de l'étude des climats ; mais leurs ouvrages manquent en général de cet esprit d'observation que l'on rencontre à chaque pas dans le livre du père de la médecine. C'est au génie de cet illustre médecin qu'on doit les principales vérités dont *Bodin*, *Montesquieu*, *Cabanis*, et tant d'autres, ont su tirer de si fécondes applications.

Pour faire une bonne topographie médicale, il ne faut pas seulement avoir égard aux rapports de position entre le soleil et la terre, il faut encore tenir compte de toutes les influences locales provenant de la nature du sol et de sa culture, de l'élévation, de la direction des montagnes et des terres, de l'étendue des plaines, de la hauteur et de la disposition des forêts, du cours des rivières et des fleuves, des accidens volcaniques, du système habituel des vents, de la lumière, de l'électricité, de l'humidité, de la sécheresse, enfin de tout ce que la diversité des circonstances naturelles peut apporter de particulier dans le genre de vie, dans la santé et dans la disposition des individus aux maladies, suivant l'âge, le sexe, le tempérament, etc.

Établissons donc sur ces bases la topographie médicale de la petite ville de Saint-Julien-du-Sault, et voyons si, dans la disposition du pays et dans la manière d'être des habitans, nous pourrons trouver de quoi expliquer les ravages extraordinaires que le choléra morbus vient d'y exercer.

La petite ville de Saint-Julien-du-Sault, département de l'Yonne, où l'on compte environ 1500 habitans, est située dans une vallée assez spacieuse, à peu de distance de la rive gauche de l'Yonne, à deux lieues N. O. de Joigny, à sept lieues et demie N. E. d'Auxerre, à quatre lieues E. de Courtenay.

Bâtie sur un sol inégal, la petite ville de Saint-

Julien-du-Sault est bornée au midi et au nord par de hautes montagnes couvertes de vignes et de bois, au levant et au couchant par de vastes prairies d'où s'élève une immense quantité de hauts peupliers plantés à très peu de distance les uns des autres.

Ces prairies sont environnées et sillonnées par un grand nombre de ruisseaux dont l'eau n'est pas toujours très abondante. Ces ruisseaux, pour la plupart, se dessèchent dans les temps chauds, et laissent à nu une grande quantité de matières végétales en putréfaction, d'où s'exhalent des vapeurs très insalubres. A certaine époque de l'année on détourne l'eau de ces ruisseaux pour servir à l'irrigation de sprés.

La ville proprement dite est entourée de murs percés par quatre portes principales, et assez élevés pour gêner la circulation de l'air.

Au nord et au levant sont des promenades plantées d'arbres touffus, très rapprochés les uns des autres.

Au levant, au midi et au couchant sont des fossés larges, mais peu profonds, dans lesquels stagnent, sur certains points, des eaux croupissantes qui répandent des gaz méphitiques très nuisibles à la santé des habitans.

Dans une grande partie du contour de la ville se trouvent de petites rivières dont les eaux ne sont pas toujours très pures en raison de ce qu'elles reçoivent d'autres eaux corrompues par les débris de plusieurs tanneries (1). Ces eaux servent à l'alimentation de moulins à tan et à farine, après quoi elles vont se jeter dans l'Yonne.

Au midi de la ville se trouve, au pied de la plus haute montagne, une source d'eau vive fort en renommée dans le pays.

Trois faubourgs sont attenants à la ville. Celui *de la Croix*, qui est le plus considérable, est situé au levant; les deux autres, qui se composent de quelques maisons seulement, sont placés, l'un au couchant, l'autre au midi.

Les habitans de ces trois faubourgs peuvent être assimilés, sous tous les rapports, à ceux de la ville.

Les rues de Saint-Julien-du-Sault sont en général étroites, non pavées, et parcourues par des ruisseaux tellement mal disposés, que les eaux pluviales et ménagères, ainsi que celles des fumiers, y séjournent la plupart du temps, ce qui donne lieu à des exhalaisons très insalubres. Deux grandes places carrées servent aux marchés qui se tiennent tous les dimanches pour les besoins du pays.

La ville est généralement mal bâtie; presque toutes les maisons sont basses, étroites, mal percées,

---

(1) On a dit que les tanneurs étaient exempts du choléra. Cette assertion est tout-à-fait inexacte, car j'ai vu mourir en très peu d'heures plusieurs individus de cette profession.

mal éclairées, ce qui fait que l'air y circule très difficilement. L'intérieur, chez le plus grand nombre, est mal blanchi, et l'extérieur en rapport avec des fosses remplies de fumier qui répandent toujours, mais surtout pendant les chaleurs, une odeur infecte. Toutes les maisons sont couvertes en tuiles et bâties sur caves. Elles ne se composent que du rez-de-chaussée, d'un premier étage et de greniers. Tous les habitans logent au rez-de-chaussée, où ils trouvent une fraîcheur continuelle qui devient souvent très nuisible à leur santé; car, si en venant du dehors on a l'imprudence de se découvrir, la transpiration s'arrête, et de là tous les maux qui accompagnent cette suppression.

Le cimetière, qui se trouve au milieu de la ville, est aussi le siége d'émanations qui contribuent encore à l'insalubrité du pays.

La ville possède un petit hôpital composé de 12 lits et desservi par deux sœurs de charité. Les salles sont assez bien disposées et tenues très proprement. Les lits sont convenablement garnis; les alimens sont simples, mais de bonne qualité.

Air.

D'après ce qui vient d'être dit, il est facile de démontrer que l'air qu'on respire à Saint-Julien-du-Sault est constamment chargé d'émanations qui ne peuvent être que nuisibles à la santé des habitans.

Fontaines.

Il n'existe dans l'intérieur de la ville aucune fontaine dont on puisse se servir pour l'assainissement des rues.

Pendant l'épidémie du choléra on faisait bien arriver chaque jour dans le bas de la ville, et pendant plusieurs heures, l'eau d'une rivière voisine; mais deux rues seulement profitaient de cet avantage, le reste du pays en était privé.

Eaux.

L'eau dont les habitans font usage pour tous leurs besoins provient d'une source située au midi de la ville, dans le petit faubourg de la Fontaine. Cette eau est claire, limpide, fraîche, légère, agréable au goût, cuit très bien les légumes, ne précipite pas par l'acétate de plomb, et dissout le savon avec beaucoup de rapidité. Elle renferme donc toutes les conditions voulues pour être bonne.

Quelques personnes en petit nombre font usage d'eau de puits. Cette eau, malgré toutes ses apparences, est loin d'être aussi salutaire que celle de la source fontaine.

Terrain.

Le terrain de la petite ville de Saint-Julien et de

ses environs est loin d'être uniforme et de même nature ; il offre, au contraire, beaucoup de mouvemens et d'aspects variés. Celui sur lequel la ville se trouve bâtie est pierreux ; celui des montagnes environnantes est éminemment calcaire et fournit beaucoup à ceux qui s'occupent du commerce de chaux.

Climat et température.

Le climat est tempéré ; mais il n'est pas rare d'observer des variations assez brusques et assez marquées dans la température. J'ai vu plus d'une fois le thermomètre varier de plusieurs degrés en quelques heures. C'est ainsi que cette année même, après bon nombre de jours d'une chaleur très marquée, la température s'abaissa tout à coup au point de geler toutes les vignes qui étaient en fleurs ; en un instant toutes les espérances du pays furent détruites. Les matinées et les nuits sont surtout très remarquables par leur fraîcheur. L'hiver est ordinairement peu rigoureux.

Les pluies sont généralement peu abondantes, et les orages peu fréquens.

Les vents sont peu violens et de courte durée. Ceux qui soufflent le plus souvent viennent du nord-est, de l'est, ou de l'ouest.

Productions.

Le pays est très productif en vins d'assez bonne qualité. On n'y récolte que peu de grains. Les habitans trouvent dans leurs jardins presque tous les légumes dont ils se nourrissent ; la pomme-de-terre et les haricots de toute espèce y viennent en grande abondance. Les prairies qui environnent la ville fournissent de très bon foin pour l'entretien des bestiaux.

Travaux.

Presque tous les habitans de Saint-Julien sont cultivateurs et n'exercent absolument aucun genre d'industrie. La vigne occupe les trois quarts d'entre eux.

Commerce.

Tout le commerce de Saint-Julien consiste dans la vente des vins qu'on y récolte. Aussi la misère est-elle des plus grandes quand, comme cette année, la vigne vient à manquer. Il y a cependant quelques fabriques de draps et de cuirs. Tous les dimanches se tient un marché où les habitans font leurs provisions de semaine.

DU TEMPÉRAMENT, DES MOEURS, DU RÉGIME DE VIE DES HABITANS.

Les habitans de Saint-Julien-du-Sault sont, en général, d'une stature au-dessus de la moyenne ; leurs formes sont peu prononcées, mais ils jouissent pour la plupart d'une grande force musculaire ; leur embonpoint est médiocre ; leur figure est souvent sans expression, et peu colorée ; leurs cheveux varient du châtain au noir et sont rarement blonds ou roux ; leur peau est généralement blanche ; leur démarche est lente et peu dégagée. Ils jouissent, du reste, d'une assez bonne constitution, qu'ils doivent au tempérament sanguin et bilieux-sanguin qui prédomine chez le plus grand nombre. Les maladies auxquelles ils paraissent être le plus exposés sont celles de la poitrine et des voies digestives.

Les femmes sont plutôt grandes que petites, bien faites, fraîches, d'un embonpoint médiocre qui ne nuit en aucune manière à l'élégance de leur taille. Leur tempérament tient plutôt du lymphatique et du sanguin que du nerveux ; leur peau est blanche, lisse, fine, et n'a besoin d'aucun secours de l'art pour relever son éclat ; leurs yeux sont plus expressifs que ceux des hommes ; leurs cheveux varient aussi du châtain au noir, on ne remarque que très peu de blondes. Elles sont, en général, timides, modestes, et fort attachées à leurs devoirs ; laborieuses, économes, les soins de leur ménage forment leur principale occupation. Toutes celles qui ont des enfans les nourrissent de leur lait, et ne les confient que très rarement à des soins mercenaires.

Mœurs.

Les mœurs des habitans de Saint-Julien sont assez pures ; on ne rencontre que très rarement les maladies qui désolent les grandes villes, et, s'il en existe quelques-unes, elles y ont été apportées par des étrangers, ou contractées ailleurs. Sobres (1) et laborieux, attentifs à leurs intérêts, les habitans de Saint-Julien ne sont tourmentés par aucune passion forte. L'instruction y est assez généralement répandue.

Nourriture.

La nourriture la plus ordinaire des habitans de Saint-Julien se compose de viandes de vache, de veau et de mouton ; très rarement ils font usage de volaille, de gibier ou de poisson ; beaucoup se

---

(1) Disons cependant qu'un assez bon nombre d'individus, parmi lesquels on compte beaucoup de jeunes gens, sont adonnés à l'ivrognerie.

nourrissent presque exclusivement de pommes de terre, de haricots, de lentilles, de choux, de salade, ou de laitage.

Le pain y est très compacte et peu levé.

Presque tous les habitans boivent du vin ; il en est cependant qui ne font usage que d'une *boisson* faite avec le marc de raisin.

On fait généralement trois repas par jour : le déjeûner à neuf heures, le dîner à deux heures, et le souper à neuf heures.

Vêtemens.

Les vêtemens des habitans de Saint-Julien sont d'une grande simplicité, mais non toujours en rapport avec les saisons. La plus grande propreté se fait généralement remarquer, et cette propreté est le principal luxe des classes inférieures.

MOYENS A METTRE EN USAGE POUR ASSAINIR LA PETITE VILLE DE SAINT-JULIEN-DU-SAULT.

Il faudrait élargir et paver toutes les rues, faciliter le cours de l'air et des vents, dessécher les lieux marécageux, éviter les amas d'eaux croupissantes, d'immondices et de fumiers, faciliter le cours des rivières et établir dans la ville plusieurs fontaines dont l'eau servirait au lavage des rues.

Il serait urgent de combler les fossés qui servent de réceptacle à beaucoup d'immondices, et dans lesquels se trouvent des eaux dormantes et beaucoup de végétaux en putréfaction.

Il serait de la plus haute importance de placer le cimetière dans un lieu élevé et bien aéré.

Toutes les maisons devraient être blanchies à l'extérieur et à l'intérieur. De nouvelles ouvertures devraient être pratiquées là où l'air et la lumière ne pénètrent que difficilement. Le carrelage devrait être partout adopté. Tous les fumiers qui entourent les maisons devraient être enlevés, et les fosses qui les contiennent comblées de terre.

Le nombre des arbres qui entourent le pays et qui gênent considérablement la circulation de l'air et des vents devrait être diminué.

L'irrigation des prairies demanderait peut-être aussi certaines modifications, car il est bien certain que l'humidité qu'elle détermine est très nuisible à la santé.

DU CHOLÉRA-MORBUS

QUI A RÉGNÉ DANS LA PETITE VILLE

DE SAINT-JULIEN-DU-SAULT,

EN MAI ET JUIN 1832.

On a tant écrit depuis quelque temps sur le choléra, qu'en vérité la matière devrait être épuisée ; et cependant quel vide immense, si on se reporte aux causes, au siége, à la nature et au traitement de la maladie! N'est-il pas vraiment déplorable, qu'après tant de recherches, tant de sacrifices et de fatigue, on ne sache encore rien de positif sur cette affreuse maladie! On trouve bien, il est vrai, des médecins qui prétendent que le *choléra et son traitement sont connus* (1) ; mais, malheureusement pour l'humanité, les résultats que ces médecins obtiennent dans leur pratique ne prouvent que trop leur faiblesse et leur aveuglement.

---

(1) M. le docteur Héreau dit positivement, dans une brochure qu'il a fait imprimer à Auxerre, département de l'Yonne, que *le choléra et son traitement sont connus.*

Il me serait sans doute bien facile, à l'exemple de beaucoup d'auteurs, de tracer ici l'histoire bien détaillée de tout ce qu'on sait et de tout ce qu'on ne sait pas sur le choléra ; mais à quoi bon répéter ce qui a déjà été dit tant de fois ; ce serait vouloir fatiguer les lecteurs, et peut-être aussi détourner leur attention de ce qui doit faire le principal sujet de mon mémoire.

Je me contenterai donc pour cette fois de rechercher si, dans l'exposition du pays, dans la nature du sol et de ses productions, dans la manière d'être des habitans, etc., on peut trouver l'explication de la mortalité, vraiment effrayante, qui a eu lieu pendant un mois à Saint-Julien.

Je dirai ensuite ce que j'ai observé de plus remarquable touchant l'invasion de la maladie, ses symptômes, sa marche, sa durée, son diagnostic, son pronostic et son traitement.

Plus tard, je me déciderai peut-être à publier les nombreuses observations que j'ai recueillies au lit des malades.

CAUSES.

Cause essentielle. La cause essentielle du choléra-morbus nous est tout-à-fait inconnue, malgré les nombreuses recherches faites pour la découvrir. Presque tous les médecins avaient d'abord pensé qu'elle devait se trouver dans quelque altération chimique de l'air; mais les expériences de M. Julia Fontenelle ont dû changer tout-à-fait leur opinion, puisque l'air recueilli sur divers points de la capitale a été trouvé dans toute sa pureté.

D'autres ont cherché la cause première de l'épidémie dans quelque modification survenue dans les fluides électrique et magnétique ; mais l'expérience est loin d'avoir prouvé le fait.

On a aussi pensé, mais sans plus de fondement, que la cause essentielle de la maladie pouvait bien être dans un principe délétère mêlé à l'air atmosphérique ; cette hypothèse compte aujourd'hui peu de partisans.

Causes générales. Si nous passons à l'examen des circonstances qui peuvent favoriser l'action de la cause première du choléra, nous trouvons beaucoup moins d'obscurité. En effet, il est aujourd'hui bien démontré que la misère, la malpropreté, les écarts de régime, l'usage d'alimens grossiers, de boissons fermentées, comme le cidre, la bière, etc., de liqueurs fortes, les excès en tous genres, le froid, l'humidité, les changemens brusques de la température, les orages, la chaleur forte et long-temps continuée, l'habitation dans des lieux bas, privés d'air et de soleil, etc., disposent à la maladie. On sait aussi que la faiblesse du moral et la peur portée à un haut degré ont toujours, sur le développement de la maladie, une influence fâcheuse. La faiblesse physique, le grand âge, le sexe féminin, les travaux pénibles, enfin l'état de maladie, prédisposent aussi singulièrement au choléra.

La recrudescence qu'on remarque aujourd'hui à Paris, tient évidemment 1° à l'extrême chaleur qui incommode tout le monde (1); 2° à l'usage immodéré des fruits rafraîchissans (2); 3° à l'usage des boissons froides lorsque le corps est en sueur (3).

(1) Aujourd'hui 19 juillet 1832, le nombre des décès qui avait été successivement réduit à 7 ou 8 pour tout Paris dans le mois de juin, s'est élevé à 225. C'est depuis huit jours environ que les progrès du mal ont commencé à être sensibles. Il est à remarquer que c'est depuis le même temps à peu près que la chaleur a été très grande; le thermomètre a marqué constamment 25, 28 et 30 degrés.

(2) Trois individus, attachés à une ferme des environs de Versailles, montent sur un cerisier et se gorgent de cerises. Dès le soir même ils sont pris tous les trois du choléra, et succombent au bout de quelques heures. Nous pourrions citer ici beaucoup de cas du même genre.

(3) Un entrepreneur de bâtimens, venant de faire une longue course et ayant très chaud, prend, en rentrant chez lui, de la bière très fraîche. Presque aussitôt il est pris de coliques, de vomissemens, etc., et meurt en trois heures. Les exemples de ce genre ne sont pas très rares aujourd'hui; car beaucoup d'individus, sans réfléchir aux dangers qui peuvent en résulter, s'abandonnent au besoin qu'ils éprouvent de se rafraîchir, comme ils le disent.

Causes particulières au pays. La cause essentielle, qui nous est inconnue, existant, il n'est pas douteux pour moi que la grande mortalité qui a eu lieu à Saint-Julien-du-Sault, dans les mois de mai et juin, ne doive être attribuée, 1° à la situation du pays dans une vallée, sur un terrain environné et sillonné de ruisseaux et de rivières; 2° aux murs d'entourage qui empêchent la libre circulation de l'air et des vents; 3° aux fossés environnans, dans lesquels se trouvent des eaux croupissantes, qui répandent une odeur infecte; 4° aux nombreuses plantations qui interceptent le cours de l'air et des vents; 5° aux prairies et aux jardins qui entretiennent beaucoup d'humidité; 6° à la disposition des rues, qui sont généralement étroites et mal percées; 7° au défaut de pavage et à la stagnation des eaux pluviales et ménagères; 8° à l'insalubrité des habitations, qui, pour la plupart, manquent de jour et d'air, et sont entourées de fosses remplies de fumiers; 9° à la misère d'un grand nombre d'habitans qui ne peuvent se vêtir de manière à se garantir des intempéries de l'air; 10° aux alimens de mauvaise nature, dont la plupart d'entre eux font habituellement usage; 11° au mauvais état des organes digestifs, résultant de cette mauvaise alimentation; 12° enfin à la terreur dont tout le monde était frappé.

Ce que je viens de dire des causes qui ont rendu

la mortalité si effrayante à Saint-Julien, se trouve parfaitement en rapport avec les relevés faits à Paris par M. *Henry Boulay de la Meurthe*, président de la commission sanitaire pour le quartier du Luxembourg. Il résulte des recherches minutieuses de cet homme vraiment philanthrope, que rien ne contribue davantage au développement du choléra et à sa terminaison funeste, que l'insalubrité et la misère. Voici quelques données sur la mortalité du quartier du Luxembourg, puisées dans les tableaux de M. Henry Boulay de la Meurthe :

Dans les rues salubres, la mortalité a été de : sur 76
Dans les rues insalubres, de . . . . : sur 56-57
Dans les maisons salubres, de . . . . : sur 136
Dans les maisons insalubres, de . . . . . . : sur 12-.5
Chez les habitans aisés, de . . . . : sur 75
Chez les habitans pauvres, de . . . . : sur 29-30

Le rapport de M. *Boulay de la Meurthe*, qui comprend un travail de plusieurs mois, est rempli de détails d'un haut intérêt et que rechercheront avec avidité les médecins, les administrateurs, et tous ceux qui s'occupent d'hygiène publique. Il serait bien à désirer qu'un travail aussi précieux fût imprimé et tiré à un nombre d'exemplaire suffisant pour qu'il pût être entre les mains de tous ceux qui ont intérêt à   itre. M. *Henry Boulay de la*

Meurthe, qui avait déjà tant fait pour ses concitoyens, lorsque l'épidémie exerçait ses plus grands ravages, vient d'acquérir de nouveaux droits à leur reconnaissance.

CONTAGION.

Le choléra est-il contagieux? Telle est la question qui occupe encore aujourd'hui les esprits. Il est certain que si on n'avait observé la maladie que dans la petite ville de Saint-Julien-du-Sault, on serait fortement disposé à répondre par l'affirmative (1); mais quand on se reporte à la masse des faits, on est bien forcé d'abandonner toute idée de contagion.

INVASION DU CHOLÉRA.

Il est très rare que l'invasion du choléra soit brusque et comme instantanée ; le plus souvent, la maladie ne frappe qu'après avoir été précédée, pendant quelques heures ou même pendant plusieurs

---

(1) Les faits qui prouvaient en faveur de la contagion étaient tellement nombreux, et on y croyait tellement, qu'il était impossible de se procurer des gardes, à quelque prix que ce fût ; les parens eux-mêmes ne s'approchaient des malades qu'en tremblant, et souvent, au lieu d'être auprès du lit, ils se tenaient dans une pièce voisine, ou sur le pas de la porte.

jours, de dérangemens plus ou moins notables dans la santé. A Saint-Julien-du-Sault, sur le grand nombre de malades que j'ai observés, je n'ai pas rencontré plus de cinq ou six cas d'invasion brusque et non précédée de trouble dans l'économie. Presque tous les malades avaient eu, pendant un ou plusieurs jours, des coliques, du dévoiement, du dégoût pour les alimens, la langue blanche, l'épigastre douloureux, l'émission des urines plus ou moins difficile, de l'anxiété, des faiblesses, de la courbature, et même de la douleur dans les jambes.

SYMPTOMES DU CHOLÉRA.

Lorsque l'invasion était brusque, les principaux symptômes de la maladie apparaissaient, pour ainsi dire, en même temps; ainsi, j'ai vu des malades être pris en quelques minutes de céphalalgie, de diarrhée, de vomissemens, de crampes et de défaillance; la décomposition des traits, le refroidissement des extrémités, la couleur cyanique de la peau, le brisement de la voix et l'oppression suivaient de très près.

La céphalalgie était le plus souvent sus-orbitaire et continue. Dans quelques cas, j'ai remarqué l'absence complète de ce symptôme.

La matière des vomissemens n'était d'abord, le plus souvent, autre chose que les alimens qui se trouvaient dans l'estomac. Bientôt après, les matières rendues devenaient jaunâtres, puis tout-à-fait blanches comme de l'eau de riz.

Le hoquet tourmentait beaucoup de malades; il était le plus souvent très fréquent, très opiniâtre et très fatigant.

Le produit des selles était aussi fort souvent, dans le principe, d'abord noir ou jaunâtre, et ce n'était ordinairement qu'au bout de quelques heures que les matières rendues devenaient blanches comme celles des vomissemens. J'ai donné mes soins à des malades qui allaient à la selle 50, 60, 80 et même 100 fois dans l'espace d'une heure. J'en ai vu qui y allaient continuellement et dans leur lit.

Les crampes étaient presque toujours violentes et avaient pour siége ou les orteils, ou les jambes, ou les avant-bras. J'ai vu cependant quelques malades qui n'avaient de crampes que dans les muscles de la poitrine et du ventre.

Les lipothymies, chez certains malades, étaient tellement fréquentes et portées tellement loin qu'elles causaient souvent les plus sérieuses inquiétudes. Plusieurs individus auraient certainement succombé à la suite de l'une de ces lipothymies, si on ne leur eût porté les secours les plus prompts et les plus énergiques.

La décomposition des traits du visage était ordinairement des plus rapides et des plus marquées. J'ai vu des individus les mieux portans, et dont la face était des plus arrondies et des plus fraîches, passer en moins d'une heure à un état d'affaiblissement et de décomposition tel qu'ils étaient tout-à-fait méconnaissables : la peau était ridée ; les tempes et les joues, au lieu de saillies, présentaient des enfoncemens fort considérables ; les yeux ne remplissaient que la moitié des orbites et se trouvaient entourés d'un cercle noir des plus prononcés ; les paupières étaient couvertes de chassie ; le nez était singulièrement effilé ; les lèvres présentaient une sécheresse remarquable et une teinte violacée ; toute la peau était d'une couleur tirant sur le noir ; le regard était fixe et comme hébété.

Le refroidissement des extrémités s'opérait très promptement chez la plupart des malades, et presque toujours il était des plus prononcés, surtout à la face, aux pieds et aux mains.

La teinte cyanique de la peau était le plus souvent très marquée, et survenait avec beaucoup de rapidité. J'ai vu plusieurs malades passer du blanc au noir foncé en moins d'une heure.

Le brisement de la voix accompagne toujours les

symptômes dont je viens de parler ; ce symptôme est ordinairement des plus graves.

L'oppression tourmente aussi beaucoup les malades ; il leur semble qu'un poids considérable pèse sur leur poitrine et que la respiration va à chaque instant leur manquer.

La suppression des urines, qui se remarque chez presque tous les malades, est un des symptômes les plus fâcheux. Ce n'est pas par rétention que les urines manquent, mais bien par défaut de sécrétion.

Le froid de la pointe de la langue est encore un des symptômes le plus constamment fâcheux ; la langue elle-même n'offre, dans la plupart des cas, rien de bien remarquable ; elle est souvent chargée d'un enduit blanchâtre plus ou moins épais ; chez quelques sujets, ses bords et sa pointe offrent une rougeur assez prononcée. Il y a dans tous les cas soif très vive et très difficile à calmer.

L'ecchymose des conjonctives est loin d'être constante ; je ne l'ai remarquée qu'un très petit nombre de fois.

Le pouls, chez la plupart des malades, disparaît avec une incroyable rapidité ; souvent, au bout d'une heure d'invasion, il est tout-à-fait imperceptible aux artères radiales.

Le système veineux, chez beaucoup d'autres sujets, est gorgé de sang noir.

Les mouvemens. A voir les malades dans ce que l'on appelle la période de prostration et de froid, on pourait croire bien souvent qu'ils ont perdu toutes leurs forces musculaires, et cependant beaucoup d'entre eux, à la moindre douleur, s'agittent avec une violence qui est bien faite pour surprendre.

Les facultés intellectuelles sont restées intactes chez tous les malades jusqu'à la mort.

Les sens, chez beaucoup d'individus, ont présenté un affaiblissement notable. Très souvent ce n'était qu'avec beaucoup de difficulté que les questions du médecin pouvaient être entendues. Quelques malades disaient ne voir qu'à travers un épais nuage ; d'autres se plaignaient d'illusions d'optique fort gênantes; d'autres enfin disaient être complètement aveugles. L'odorat n'était pas toujours exempt de perversion ; très souvent les malades demandaient avec instance qu'on les débarrassât d'odeurs qui n'existaient certainement pas autour d'eux.

Les cris que poussent les individus affectés de choléra ont un caractère particulier qui empêche toujours de les méconnaître.

L'attitude des cholériques n'a rien de constant, ce qui tient à l'agitation extrême à laquelle ils sont en proie. Il est très rare qu'ils gardent plus de quelques minutes une même position; leur tête, leurs membres supérieurs et inférieurs sont continuellement en mouvement.

Circonstances particulieres. Presque tous les cholériques de Saint-Julien rendaient par la bouche ou par l'anus un grand nombre de vers lombrics. La fréquence de ce phénomène, que l'on n'a nulle part observé d'une manière aussi constante, pourrait-elle être attribuée à la mauvaise qualité des alimens dont font usage la plupart des habitans de Saint-Julien? c'est ce qui paraît très probable.

MARCHE ET DURÉE.

Le plus souvent, au fort de l'épidémie, le choléra conduisait à la mort en 3, 6, 8 ou 15 heures. Chez quelques individus, pourtant, la maladie marchait moins rapidement, et ce n'était qu'au bout de 24 ou 48 heures qu'ils succombaient. Dans quelques cas très rares, la mort n'arrivait qu'au bout de 3, 4, 5 ou 6 jours.

J'ai remarqué qu'en général la marche du choléra était moins rapide quand la maladie avait été précédée, pendant quelques jours, de nausées, de coliques ou de diarrhée.

Lorsque la guérison devait avoir lieu, c'était ordinairement vers le deuxième ou le troisième jour que le mieux se prononçait : la voix reprenait par degré son timbre naturel, le facies devenait meilleur, le pouls se relevait, le froid des extrémités disparaissait, les matières excrétées devenaient bilieuses, enfin, les malades paraissaient pleins d'espoir.

DIAGNOSTIC.

Le choléra se montre par des symptômes tellement constans, tellement tranchés, qu'à moins d'une ignorance complète ou d'une insigne mauvaise foi, on doit toujours le reconnaître là où il existe. Toutefois, il ne faut pas oublier qu'en temps de choléra, toutes les autres affections prennent une teinte de l'épidémie, sans que pour cela les malades soient véritablement affectés du choléra.

PRONOSTIC.

Le choléra, généralement parlant, est une affection des plus graves; cependant il est des circonstances qui peuvent faire varier son pronostic. Une marche rapide dans l'apparition des symptômes est toujours d'un mauvais augure.

Une sueur froide et visqueuse est souvent l'avant-coureur de la mort.

Le hoquet n'est pas toujours, comme on l'a dit, un symptôme fâcheux ; car j'ai souvent vu guérir des malades qui en étaient cruellement tourmentés.

La suspension des urines, lossqu'elle se prolonge, doit toujours faire craindre pour la vie des malades.

L'altération de la face, lorsqu'elle est profonde, ne laisse guère d'espoir de guérison.

Le froid de la pointe de la langue est toujours un mauvais signe.

L'oppression très forte et continue doit toujours inspirer les plus sérieuses craintes.

La teinte cyanique très prononcée est le plus souvent suivie de mort.

TRAITEMENT.

Il est peu de moyens qui n'aient été tentés contre le choléra, et, malheureusement, après tant d'essais divers, on ne sait encore, le plus souvent, à quels moyens s'arrêter.

La saignée générale, lorsque j'arrivai à Saint-Julien, était pratiquée, non-seulement chez tous les malades affectés de choléra, mais encore chez tous ceux qui n'avaient que la peur du mal. Cependant, jusque-là, on n'avait encore guéri aucun cholérique, et on n'avait pas remarqué que la saignée eût préservé personne de la maladie.

Les sangsues furent souvent appliquées avec succès contre la céphalalgie, la congestion cérébrale, l'oppression, et surtout contre la douleur épigastrique. On s'en est aussi servi avec assez de succès contre la diarrhée commençante; on les appliquait alors à l'anus.

Ventouses. Les ventouses sèches ou scarifiées ont produit de bons effets contre l'étouffement et le vomissement.

Les frictions sèches ou avec une flanelle trempée dans de l'eau-de-vie camphrée, ont réussi dans beaucoup de cas à faire cesser la stase du sang veineux, et à ranimer la chaleur.

Cataplasmes de farine de lin laudanisés. Ils ont très bien réussi contre les douleurs abdominales.

Les synapismes, appliqués aux pieds, aux jambes, aux cuisses et aux avant-bras, ont souvent réveillé les malades de l'état d'engourdissement dans lequel ils se trouvaient. Ils ont aussi très souvent contribué à ramener la chaleur. Appliqués au creux de l'estomac, ils ont, dans beaucoup de cas, diminué l'oppression.

Les vésicatoires n'ont été employés que très rarement; l'intensité et la rapidité du mal n'ayant pas permis, dans la plupart de ces cas, d'attendre leur effet : on y a eu recours lorsque le choléra était suivi d'une affection typhoïde.

Moxas. Je les ai appliqués avec succès au creux de l'estomac, contre le vomissement et l'oppression.

Pommade de Gondret. Je l'ai quelquefois employée avec avantage contre l'oppression. Je l'appliquais alors sous forme d'emplâtre au-devant de la poitrine.

Cautérisation de l'épine du dos. Ce moyen, dont l'usage est beaucoup trop négligé, produit chez bon nombre de malades d'excellens effets ; on couvre d'abord tout le dos d'une flanelle trempée dans un mélange d'essence de térébenthine et d'ammoniaque recouverte elle-même d'un linge mouillé, après quoi on promène par-dessus un fer à repasser assez chaud pour produire au moins la vésication.

Sachets de son ou de sable chauds, et bouteilles remplies d'eau chaude. Très souvent employés pour rappeler et maintenir la chaleur.

Compression circulaire. Employée contre les crampes, elle n'a que très rarement réussi.

Les bains chauds ont quelquefois réchauffé les malades, et provoqué une sueur salutaire.

Huile de camomille camphrée. Je m'en suis souvent servi avec avantage en frictions contre les crampes.

Camphre. Employé en frictions et en lavemens, il a paru quelquefois soulager les malades. D'autres fois son odeur a produit de grandes incommodités.

Eaux distillées de menthe poivrée, de camomille, de mélisse, etc. Ces eaux ont souvent été employées comme véhicule dans les potions.

Eau de fleurs d'oranger. Très souvent employée en potion à la dose de deux ou trois gros.

Solutions mucilagineuses. Très souvent employées lorsqu'il y avait des signes évidens d'irritation et d'inflammation.

Eau de riz. Cette tisane a réussi, dans bon nombre de cas, à diminuer ou même à suspendre la diarrhée.

Décoction blanche de Sydenham. Elle a quelquefois produit de bons effets contre la diarrhée.

Infusions de fleurs de tilleul et de feuilles d'oranger, de bourrache, de thé, de menthe, de camomille et de mélisse. Très souvent employées pour provoquer et entretenir la sueur.

Eau de Seltz. J'ai souvent employé avec succès l'eau de Selz pure ou coupée avec la tisane habituelle du malade, contre les spasmes de l'estomac et l'inappétence.

Oranges. La plupart des malades faisaient usage avec grand plaisir de tranches d'oranges, dont ils avalaient seulement le jus. L'orangeade était aussi très souvent recherchée avec avidité.

Citrons. La limonade froide a souvent réussi à étancher la soif des malades et à calmer leurs vomissemens.

Glace. La glace pilée avec de la gelée de groseille et avalée par cueillerées à café, a produit dans la plupart des cas de très bons effets contre le vomissement et le hoquet.

Sirops de grande consoude, de coing, de berbéris, d'écorce de grenadier, de ratanhia. Ces sirops astringens ont été employés avec succès contre la diarrhée. On les mêlait aux potions et aux tisanes.

Sirop de fleurs d'oranger. Très souvent employé en potion à la dose de deux ou trois gros.

Sirop diacode. Une once en potion a souvent produit de bons effets contre les spasmes de l'estomac, les hoquets, les vomissemens et les crampes.

Sirop de quinquina. Idem.

Décoction de graine de lin et de pavot. On s'en est constamment servi pour délayer la farine de lin et confectionner les cataplasmes; on l'a aussi très souvent employée en lavemens.

Infusion de café. Elle n'a produit que des effets peu marqués.

Vin de Malaga. Il m'a souvent réussi dans la période de froid et d'affaissement; j'en faisais prendre aux malades une cuillerée à bouche toutes les heures.

Emétique et *ipécacuanha.* Ces deux substances ont produit chez beaucoup de malades les meilleurs résultats; j'y ai eu recours toutes les fois que la langue était parfaitement blanche dans tous ses points, et que la région de l'estomac n'était point douloureuse.

Sulfate de soude. Employé souvent avec succès à la dose d'une once en lavemens contre la diarrhée.

Hydrochlorate de soude. Idem.

Amidon. Les quarts de lavemens, avec deux ou trois gros d'amidon, ont souvent suffi pour diminuer ou même arrêter le dévoiement.

Ratanhia. La décoction de ratanhia a été d'un grand secours contre les diarrhées rebelles; il en est de même de l'extrait de la même plante en lavemens ou en potions.

Nitrate de potasse. Il a quelquefois réussi à ramener les urines.

Acétate de morphine. Des emplâtres saupoudrés d'un ou de deux grains d'acétate de morphine, et appliqués sur le creux de l'estomac, ont, chez beaucoup de malades, calmé les douleurs épigastriques et diminué l'intensité des vomissemens.

Laudanum de Sydenham; donné à l'intérieur, aux doses de vingt et trente gouttes, a, chez beaucoup de malades, fait cesser les vomissemens et les crampes d'estomac qui en étaient la suite.

Donné en lavement, aux mêmes doses, il a presque constamment calmé les douleurs d'entrailles, et souvent diminué la quantité des selles.

Éther. L'effet de l'éther sur les spasmes de l'estomac a toujours été assez marqué, je le donnais communément à la dose de quinze à trente gouttes dans une potion de cinq onces.

Ammoniaque (acétate), m'a souvent réussi à la dose de trois ou quatre gros dans la période d'affaissement.

Teinture de canelle. Je l'ai souvent ajoutée aux potions contre l'état de prostration et d'affaissement.

Potion anti-émétique de Rivière. Souvent employée avec assez de succès contre le vomissement.

CONVALESCENCE.

La convalescence des malades qui ont résisté au Choléra a toujours été longue, difficile et quelquefois entravée par des rechutes.

ALTÉRATIONS PATHOLOGIQUES.

Une seule ouverture a été faite à Saint-Julien-du-Sault, et les organes n'ont présenté aucune lésion capable d'expliquer la mort. Mais voici ce que j'ai vu à Paris, dans les hôpitaux et en ville.

Les cadavres, presque toujours raides, ont le plus souvent conservé l'aspect extérieur propre aux cholériques.

Presque tous les tissus sont gorgés de sang noir, la moelle rachidienne a quelquefois plus de consistance que de coutume; je l'ai vue chez un enfant présenter une sorte d'élasticité.

Les nerfs paraissent plus résistans qu'à l'ordinaire.

Les veines sont gorgées de sang noir.

Les organes de la tête et de la poitrine présentent en général très peu de désordres.

Ceux du ventre, au contraire, sont assez souvent le siége d'altérations plus ou moins marquées. Chez bon nombre de sujets on trouve dans l'estomac et dans les instestins des plaques saillantes, plus ou moins étendues, et d'un rouge ordinairement foncé; d'autres fois de véritables ecchymoses. J'ai vu plusieurs fois dans l'estomac et le gros intestin des plaques grisâtres qui faisaient un singulier contraste avec celles dont je viens de parler. Chez quelques individus les follicules des intestins présentaient un gonflement assez marqué. Dans tous les cas on trouvait dans l'estomac et dans les intestins des matières analogues à celles des vomissemens et des garde-robes.

Le mésentère et l'épiploon sont quelquefois injectés d'une manière très remarquable.

La vessie dans le plus grand nombre des cas est singulièrement rapetissée, et ne contient pas d'urines ; elle est d'ailleurs parfaitement saine.

Les uretères et les reins ne présentent ordinairement aucune espèce de lésion.

Le foie, le pancréas et la rate sont le plus souvent à l'état normal, si ce n'est l'injection veineuse qu'on trouve là comme partout ailleurs.

La vésicule contient quelquefois une grande quantité de bile épaissie.

Les ganglions abdominaux sont parfois un peu injectés.

CHOLÉRA SEC.

J'ai eu occasion d'observer un cas de *Choléra sec*. Le malade, qui était assez fort, et d'ailleurs bien portant avant son attaque, fut pris subitement de crampes horribles dans les jambes ; tout son corps devint noir ; mais il n'y eut *ni selles*, *ni vo-*

missemens. Au bout de quelques heures il avait cessé de vivre, malgré le traitement le plus énergique.

CHOLÉRINE.

La cholérine est trop connue pour qu'il soit besoin d'en tracer ici l'histoire.

Ses symptômes consistent le plus ordinairement en une diarrhée plus ou moins abondante, avec ou sans colique, et quelquefois en des vomissemens de matières bilieuses. Le plus souvent la langue est blanche, et il y a inappétence complète. Quelques malades se plaignent d'avoir de la disposition aux crampes.

Pronostic. Presque tous les malades guérissent lorsqu'ils veulent bien se soumettre au traitement.

Traitement. Le repos au lit, la diète absolue, la tisane d'eau de riz sucrée avec le sirop de coing, et quelques quarts de lavemens avec l'eau de riz et l'amidon, tels sont les moyens qu'on oppose le plus souvent à la cholérine.

Le vomissement exige quelquefois l'emploi des sangsues à l'épigastre, et des opiacés à l'intérieur. J'ai vu souvent la glace produire de très bons effets.

Lorsqu'il y a des coliques, on se trouve très bien des cataplasmes chauds sur le ventre et des quarts de lavemens avec l'eau de graine de lin et 10 ou 15 gouttes de laudanum de Sydenham.

FIN.